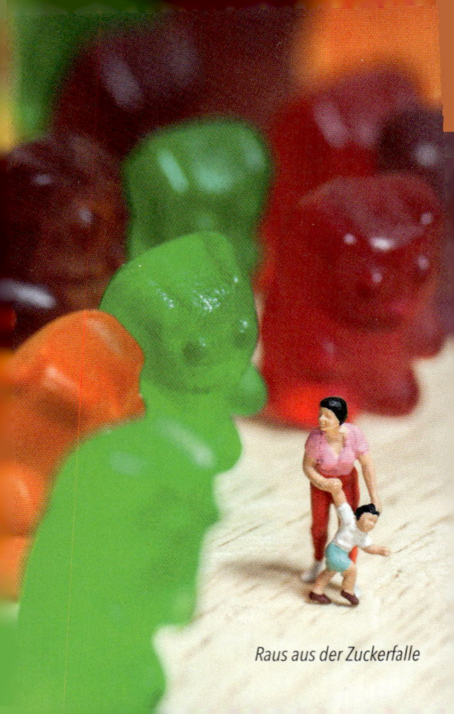

Raus aus der Zuckerfalle

Gesünder leben MIT WENIGER Zucker

Anja Stiller

Trotz gewissenhafter Bearbeitung kann eine Haftung für den Inhalt nicht übernommen werden. Für aktuelle Ergänzungen und Anregungen ist der Verlag jederzeit dankbar. Wir bedanken uns bei allen, die uns unterstützt haben.

Gerichtsweg 28, 04103 Leipzig
Tel.: 0341 / 493574-0, Fax: 0341 / 493574-40
www.buchverlag-fuer-die-frau.de

Bildnachweis: S. 128
Gestaltung und Satz: Amrei Serfling, Leipzig
Druck: Druckhaus Gera
Bindearbeiten: Müller Buchbinderei GmbH, Leipzig
Printed in Germany

1. Auflage 2021
ISBN 978-3-89798-625-1

Diese Lust auf Süßes

Schokolade, Kekse mit Mandeln, Kekse mit Cremefüllung, Schokoriegel, Bonbons, Waffeln … Sie alle freuen sich auf uns. Sie wollen in den Einkaufswagen gelegt, gekauft und dann zu Hause genüsslich von uns vernichtet werden. Und zwar nicht bloß häppchenweise, sondern in ganz großen Mengen. Denn das ist ihre Daseinsbestimmung: unser Stimmungstief zu beheben, unseren Heißhunger auf Süßes zufriedenzustellen, als Snack immer greifbar zu sein. Beim Einkaufen rufen sie uns, und gegen ihre Stimmen

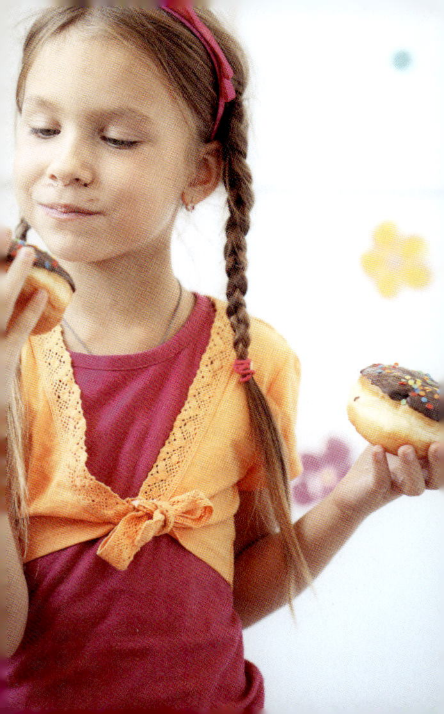

sind die Sirenen des Odysseus krächzende Raben: Sie wollen, sie werden uns glücklich machen!
Aber wissen wir es nicht eigentlich besser? Auf den Genuss folgt meist die Frustration. Und je länger wir uns dem Genuss hingeben (Tage, Wochen, Jahre …), umso deprimierender wird die Erkenntnis beim Blick in den Spiegel oder auf die Waage. Zu viel Zucker tut niemandem gut. Er macht dick, schadet den Zähnen und letztlich der Gesundheit insgesamt.
Nur lässt sich Zucker kaum vermeiden. In kleineren (manchmal auch größeren) Mengen ist er in vielen natürlichen Lebensmitteln enthalten. Und er wird – oft genug ohne unser Wissen – etlichen Lebensmitteln zugesetzt, ganz besonders den Fertigprodukten. Vermeiden kann

man den Zuckerkonsum also ohnehin kaum. Aber: Man kann ihn deutlich reduzieren.

Warum man das tatsächlich machen sollte, was Zucker genau ist und wie er im Körper wirkt, das zu erklären ist Anliegen dieses Büchleins. Außerdem geht es – natürlich! – darum zu zeigen, wie man den eigenen Zuckerkonsum am besten reduziert. Zum totalen Verzicht möchte hier niemand aufrufen. Erstens ist er praxisfremd und zweitens – genussfeindlich. Denn auch davon wird das Buch handeln: von Rezepten, die (beinahe) ohne Zuckerzusatz sehr schöne, süße Gerichte ergeben. Zuckerreduktion statt Zuckerverzicht als alltagstauglicher Weg, seiner Gesundheit und seiner Figur einen Gefallen zu tun.

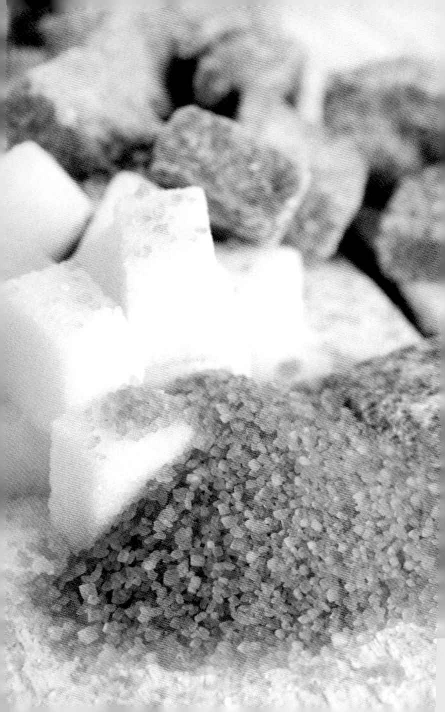

(Fast) Alles über Zucker

Die Einschränkung in der Überschrift ist nötig, denn mit dem Thema Zucker lassen sich Enzyklopädien füllen. Aber wer arbeitet sich schon durch mehrbändige Werke? Deshalb hier das Wichtigste in aller Kürze:

Was ist Zucker?

Die einfache Antwort lautet: Zucker gehört zur Gruppe der Kohlenhydrate. Nun sind aber nicht alle Kohlenhydrate dasselbe, und sie sind auch nicht alle gleichermaßen ungesund. In diesem

Buch geht es vor allem um den sogenannten Haushaltszucker, die „Saccharose". Die gesamte Gruppe der Kohlenhydrate nennt sich „Saccharide".

Und diese Saccharide kommen in den unterschiedlichsten Formen vor. Sie dienen dazu, den Körper mit Energie zu versorgen. Ob man sie aber als gesund oder ungesund einstuft, hängt von ihrer Beschaffenheit ab:

Zu den **Monosacchariden** (= Einfachzucker) gehören die **Glukose** (Traubenzucker) und die **Fruktose** (Fruchtzucker). Sie werden vom Körper direkt aufgenommen.

Dann findet sich die Gruppe der **Disaccharide** (= Zweifachzucker). Damit der Körper sie verwerten kann, muss er sie zunächst spalten. Man findet sie in Obst und Milch, in wesentlich höherer Konzentration aber auch in Süßigkeiten und gesüßten Getränken. Auch unser Haushaltszucker gehört in die Gruppe der Zweifachzucker, er besteht sowohl aus Glukose als auch aus Fruktose. Mit Ausnahme vom Obst sind Lebensmittel, die Einfach- oder Zweifachzucker enthalten, meist reine Energieträger ohne Vitamine oder Mineralien. Man spricht hier auch von „leeren Kalorien".

Und schließlich gibt es noch die **Polysaccharide** (= Mehrfachzucker), die aus einer ganzen Kette von Einfachzuckermolekülen zusammengesetzt sind. Sie werden auch als „komplexe Kohlenhydrate" bezeichnet. In diese Gruppe gehören ballaststoffreiche Lebensmittel und Stärke.

Mono- und Disaccharide werden vom Körper sehr schnell aufgenommen. Was gleichbedeutend damit ist, dass sie den Blutzuckerspiegel schnell ansteigen lassen. Anschließend sinkt er allerdings ebenso schnell wieder ab – der nächste Hunger auf Süßes stellt sich postwendend ein.

Um die Polysaccharide verarbeiten zu können, muss der Körper sie dagegen erst in ihre einzelnen Bestandteile zerlegen. Das dauert eine Weile, so dass auch der Blutzucker nur langsam steigt. Mit dem Resultat eines schönen, konstanten Blutzuckerspiegels. Die berüchtigten Heißhungerattacken bleiben aus. Darin liegt einer der Gründe, warum es wesentlich gesünder ist, sich ballaststoffreich zu ernähren.

Und die Früchte? Enthalten sie nun, getreu ihrem Namen, nur Fruktose? Die Antwort ist: Nein. In Früchten sind zu gleichen Teilen Glukose und Fruktose enthalten, und das gilt umgekehrt auch für die Trauben, denen der „Traubenzucker" (die Glukose) ja seinen Namen verdankt.

Wie viel Zucker ist gesund?

Auf diese Frage gibt die Weltgesundheitsorganisation (WHO) eine eindeutige Antwort: Nur ungefähr zehn, besser noch fünf Prozent unserer täglichen Nahrung sollten aus „freien" Zuckern bestehen. Damit sind jene Zucker gemeint, die den Nahrungsmitteln künstlich zugefügt werden. Sei es als Haushaltszucker im Kaffee oder als „versteckter" Zucker in Fertigprodukten (dazu später mehr). Und diese fünf bis zehn Prozent sind wenig: bei einer Gesamtkalorienmenge von 2500 Gramm gerade einmal 25 Gramm. Oder, in einem bildhafteren Maß ausgedrückt, fünf Teelöffel. Das ist bei manchen die Menge Zucker, die sie morgens in ihren Frühstückskaffee oder -tee geben. Damit wäre das tägliche Soll bereits erfüllt. Kein Saft mehr, kein gesüßter Joghurt und erst recht keine Kekse oder Schokolade.

Es wundert wenig, dass die Realität ganz anders aussieht: Etwa 90 bis 100 Gramm Zucker wandern in Deutschland täglich in uns hinein, das ist nicht nur das Vierfache der empfohlenen Menge, sondern daraus ergibt sich ein jährlicher Zuckerkonsum von 35 Kilogramm pro Person.

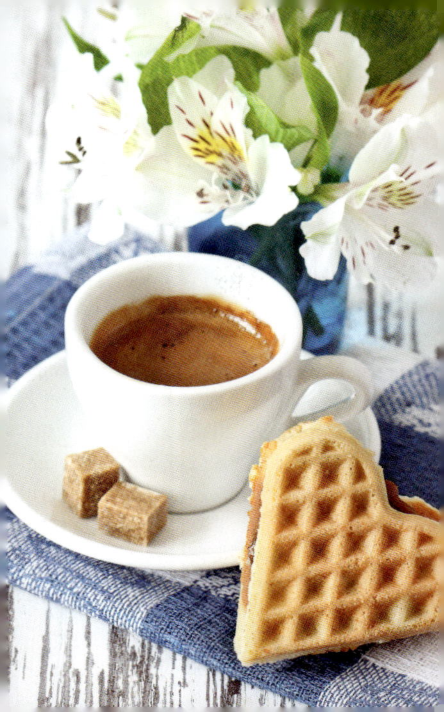

Das ist zu viel Zucker. Viel zu viel sogar. Übrigens – entgegen der landläufigen Annahme – ist **brauner Zucker** *nicht gesünder* als weißer Zucker.
Beide haben den gleichen Gehalt an Kalorien und Kohlenhydraten und bestehen zu fast 99 Prozent aus Saccharose. Der braune Zucker hat lediglich einen minimal höheren Gehalt an Mineralien. Brauner Zucker sollte daher genauso maßvoll gegessen werden wie weißer. Etwa 74 Prozent des Zuckers auf der Welt stammt aus Zuckerrohr, ist also Rohrzucker.

Warum essen wir zu viel Zucker?

Eine Antwort auf diese Frage ergibt sich aus seiner Wirkung: Zucker dämpft unsere Stressreaktion und steigert gleichzeitig das Glücksempfinden. Ob jemand bei Kummer nun mehr als gewöhnlich isst oder im Gegenteil weniger, ist zwar von Mensch zu Mensch verschieden. Untersuchungen haben aber ergeben, dass alle, gleichgültig, ob Frustesser oder nicht, wenn sie bei Anspannung etwas essen, dann zu Süßem greifen.

Was gleich zur nächsten Antwort führt: Wir sind auf Süßes programmiert. Schon deshalb, weil es in der Natur nichts Süßes gibt, das zugleich giftig ist. Das ist natürlich ungerecht, wo doch zu viel Zucker solchen Schaden anrichten kann. Es hat aber auch einen einleuchtenden Grund:

Denn eine Hypothese, warum wir ausgerechnet auf Zucker konditioniert sind, hat der Molekularbiologe Lewis

Cantley aufgestellt. Hauptakteur seiner Theorie ist die Fruktose, denn sie wird direkt in Fett umgewandelt: Früchte reifen in der Natur meist am Ende der Wachstumsperiode, kurz bevor der Winter und damit eine längere Phase des Hungerns beginnt.
In früheren Zeiten war es für die Menschen also durchaus sinnvoll, jetzt so viel Fruktose wie möglich zu sich zu nehmen und damit Fettreserven anzulegen, um gut durch die Zeit der Entbehrung zu kommen.
Früher und in der Natur!
Nur wachsen Supermärkte eben nicht wie Beeren im Wald und sie haben erst recht nicht ausschließlich kurz vor

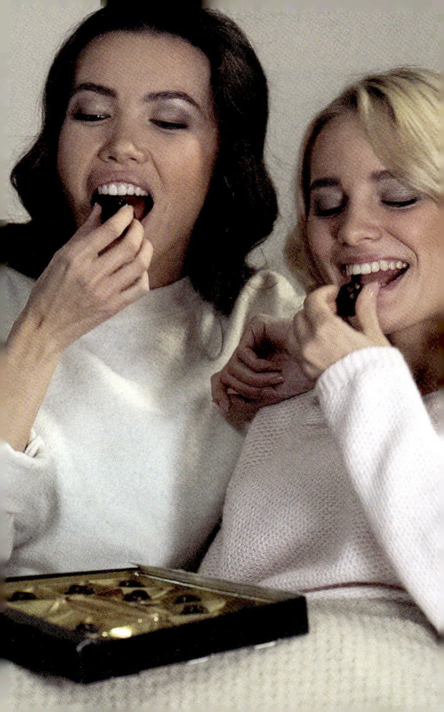

Wintereinbruch geöffnet. Das Resultat: ein durchgängiges Überangebot an zuckerhaltigen Lebensmitteln. Statt der sinnvollen Fettreserven sammeln wir überflüssiges Fett an, ohne es abzubauen. Denn die Hungerperiode bleibt aus. Hinzu kommt noch der Umstand, dass wir nicht nur Süßes essen, wenn wir wirklich Süßes essen. Sondern wir nehmen durch die industriell gefertigte Nahrung Unmengen an verstecktem Zucker zu uns. Ihn zu entlarven, ist manchmal gar nicht so einfach. Denn die Zutaten tragen Namen, die oft genug nur von Eingeweihten als Zucker identifiziert werden können (siehe dazu eine Liste mit Namen im Anhang).
So enthalten etwa unter anderem Fertigpizza, aber auch Tomatenketchup und

Gewürzgurken versteckte Zucker (siehe auch hierzu die Tabellen ab Seite 118). Nicht so wichtig? Was macht schon das bisschen Zucker in der Pizza? Leider ist dem ganz und gar nicht so. Im Gegenteil liegt gerade in diesen versteckten Zuckern eine der Hauptquellen für die gesundheitsschädliche Überversorgung mit diesem Lebensmittel. Mit anderen Worten: Wer Zucker einsparen möchte, kocht (und backt) am besten selber!

Warum ist Zucker so schädlich?

Auswirkungen aufs Gewicht

Nehmen wir als Beispiel eine Limonade, einen Saft oder einen gesüßten Eistee: Der darin enthaltene Zucker (ein Zweifachzucker) muss nicht mehr zerkleinert werden. Er verweilt deshalb auch nicht im Magen, sondern wandert direkt weiter in den Dünndarm. Hier wird er geteilt in Glukose und Fruktose, beide gelangen nun weiter zur Leber. Braucht die gerade Energie, dann nimmt sie sich erst einmal einen Teil der Glukose. Den Rest entlässt sie wieder, er wird von allen anderen Zellen aufgenommen. Das ist weitgehend unproblematisch.

Anders verfährt die Leber aber mit der Fruktose. Die saugt sie nämlich förmlich in sich auf, ganz gleich, ob sie danach in diesem Moment Bedarf hat oder nicht, und speichert sie in Form von Fett. Darüber hinaus beginnt der Körper ab

Leider nicht zuckerfrei: Frühstückssaft

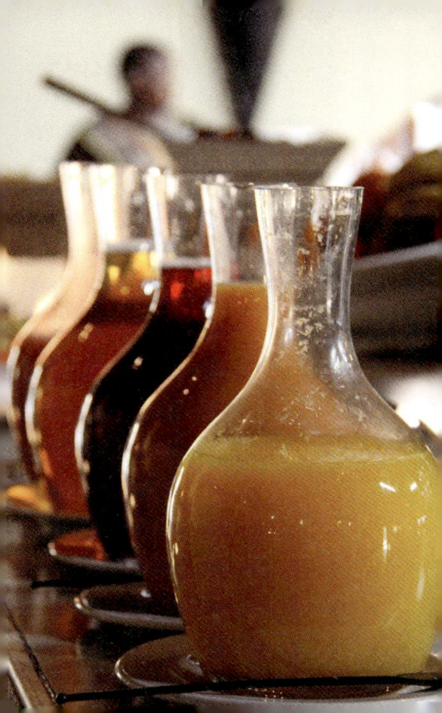

einer bestimmten Menge Fruktose, in den Sparmodus umzustellen. Dem Körper wird sozusagen der Anbruch des Winters suggeriert. Er verbrennt ab jetzt weniger Energie. Verbrauchen wir diese Reserven nun aber, anders als die Steinzeitmenschen in ihren nahrungsmittelarmen Wintern, gar nicht, sondern führen stattdessen immer weitere Säfte, Tees und Schokoladenkekse zu, dann werden wir dick – und schlimmstenfalls krank.

Die gesundheitlichen Risiken

Freut sich eigentlich außer der Lebensmittelindustrie noch jemand über zu viel Zucker?

Doch, ja, einer Gruppe kommt unsere Fehlernährung durchaus zugute: den

Zahnärzten. Die dürfen nämlich eine ansehnliche Menge kariöser Defekte reparieren. Und später sogar Zahnersatz implantieren. Lukrativ für die Zahnärzte, teuer und unangenehm in der Behandlung für die Zuckerfans.

Übergewicht ist an sich schon nicht gesund. Der Schaden, den zu viel Zucker in unserem Körper anrichtet, geht aber noch weiter, auch wenn sich nicht immer klar unterscheiden lässt, ob die Probleme nun am höheren Body-Mass-Index oder am Zucker selber liegen.

Fett, das im Übermaß an Orten im Körper gespeichert wird, die dafür eigentlich nicht gedacht sind, nennt man „ektopisches Fett" (= am falschen Platz). Zu diesen „falschen Plätzen" zählen unter anderem die Leber, die

Bauchspeicheldrüse und die Muskeln. Hinzu kommt noch jenes Fett, das sich um die inneren Organe legt. All dieses überschüssige Fett ist schlicht ungesund. Eine der bekanntesten Folgen von zu viel Fett ist eine zunehmende **Insulinresistenz**. Das heißt, der Körper muss mehr Insulin ausschütten, als eigentlich benötigt würde, um den zugeführten Zucker vom Blut in die Zellen zu transportieren. Das ist doppelt schlecht, weil zum einen Insulin für sich genommen schon ein Fettspeicherhormon ist. Zweitens führt eine kontinuierliche Insulinresistenz zur Ausbildung von **Typ-2-Diabetes.** Bei der Gelegenheit zur Abgrenzung: Der **Typ-1-Diabetes** ist eine Autoimmunerkrankung, die meist im Kindesalter

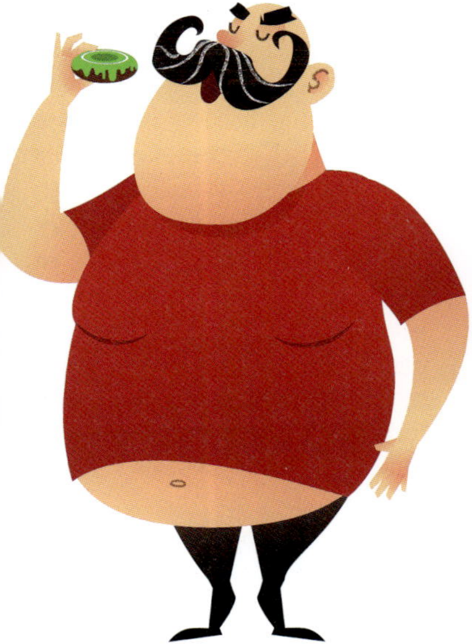

beginnt und deren Ursachen bislang unbekannt sind. Fehlernährung ist definitiv kein Auslöser.

Als weitere Folge des überhöhten Zuckerkonsums bildet sich ein **Überschuss des (schädlichen) Cholesterins LDL** (low-density lipoprotein). Gleichzeitig wird das (gesunde) Cholesterin HDL (high-density lipoprotein) gesenkt. Die Folge: Die Arterien verstopfen, das **Risiko für Herzinfarkt** steigt. Und zwar massiv! Menschen, die 10 bis 25 Prozent ihrer Tageskalorien in Form von Zucker zu sich nehmen, haben ein 30 Prozent höheres Risiko für Herzinfarkte.

Und auch der **Alterungsprozess unseres Körpers** wird durch zu viel Zucker beschleunigt. Umgesetzt auf zwei der größten Zuckerschleudern unseres Alltags, Cola und Fanta, heißt das: Bei einem täglichen Konsum von einem halben Liter dieser Getränke altern wir im selben (zu schnellen) Tempo wie Raucher.

Leider lässt sich die Auflistung der Folgeschäden noch weiter fortsetzen. Auch **Bluthochdruck, Nierenschäden** und möglicherweise sogar die Entstehung **einzelner Krebsarten** und der **Altersdemenz** gehören dazu.

Süssstoffe als Alternative?

Das klingt so verlockend, süß essen und trinken, ohne Kalorien zu sich zu nehmen. Und ohne sich den schädlichen

Birke versus Zuckerrübe ➤

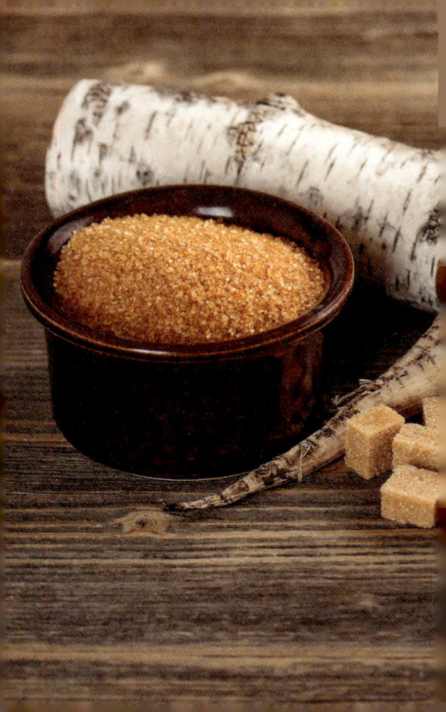

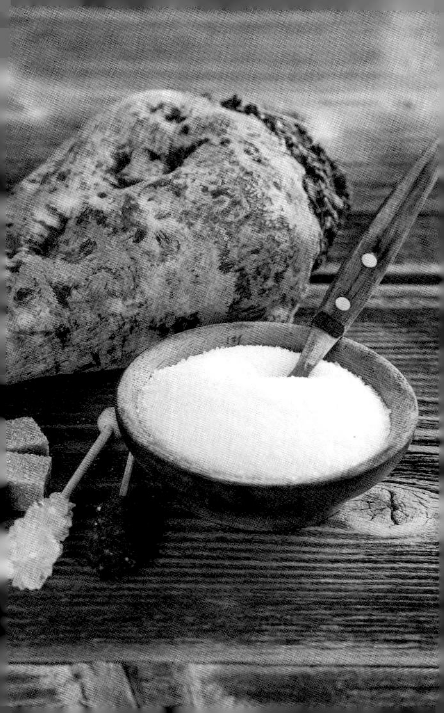

Zucker zuzuführen. Aber so verlockend ist diese Alternative bei näherer Betrachtung leider doch nicht.

Zuerst ein paar Zahlen: Insgesamt 19 Süßungsmittel sind derzeit in der EU zugelassen. 8 davon gelten als „Zuckeraustauschstoffe" und elf als „Süßstoffe".

Die **Süßstoffe** sind nahezu kalorienfrei, süßen deutlich stärker als herkömmlicher Zucker, haben aber einen unangenehmen Nachgeschmack. **Zuckeraustauschstoffe** sind dagegen nicht völlig kalorienarm, sie ähneln in ihrer Struktur zum Teil dem Zucker. Und wir wissen aktuell noch nichts über ihre möglicherweise schädliche Langzeitwirkung.

Darüber hinaus gibt es ein ganz entscheidendes Argument gegen diese Süßungsmittel: Überraschenderweise haben Studien nämlich gezeigt, dass mit der Einführung der Light-Getränke der Anteil der Übergewichtigen gestiegen ist. Über die Ursache gibt es bisher nur Vermutungen. Eine davon lautet, dass künstliche **Süßstoffe** physiologische Prozesse im Körper stören und im Ergebnis sogar zu denselben Folgeschäden führen wie herkömmlicher Zucker. Außerdem regen sie den Hunger auf (noch mehr) Süßes an. Stoffe wie u.a. Aspartam oder Saccharin schädigen darüber hinaus unsere Darmflora.

Zu den sogenannten **Zuckeraustauschstoffen** gehören u.a. Xylit (Birkenzucker), Erythrit und Stevia (Süßholz). Xylit ist ein weißes Pulver, in größeren Mengen kann es abführend wirken, für Hunde ist es sogar tödlich. Erythrit ähnelt in seiner

Konsistenz dem Haushaltszucker und schmeckt ein bisschen kühl. Sehr gefeiert wurde vor einigen Jahren die Zulassung von Stevia (Süßkraut), weil es als ein unbedenkliches Süßungsmittel gilt. Viele, die anfangs begeistert mit Stevia gesüßt haben, sind aber inzwischen wieder davon abgekommen, denn auch dieses Süßungsmittel hat einen bitteren Nach- für manchen Menschen auch einen gewöhnungsbedürftigen Eigengeschmack.

Alternative Süßungsmittel sind demnach nur eingeschränkt zu empfehlen. **Zuckeraustauschstoffe** gelten zwar als gesundheitlich unbedenklich, **Süßstoffe** in Maßen auch. Trotzdem können sie zu Verdauungsproblemen führen und möglicherweise sogar den Appetit anregen.

Als dauerhafte Alternative zum Zucker sind sie daher eher ungeeignet. Und viel wichtiger: Man gewöhnt sich mit ihrer Hilfe den Bedarf nach überzuckerten Lebensmitteln keineswegs ab. Als weiterer Aspekt kommt noch hinzu, dass man in Rezepten Haushaltszucker und andere Süßungsmittel nicht eins zu eins gegeneinander austauschen kann. Man braucht deshalb etwa beim Backen eigens auf die Austauschstoffe zugeschnittene Rezepte.

Natürliche Süssungsmittel

Wenn Zucker, dann sollte er noch am ehesten aus natürlichen Süßungsmitteln stammen. Sicher, *kein* Zucker wäre noch besser, aber die folgenden Alternativen haben, wenn auch nicht viele, so doch ein paar gute Seiten:

Honig

Er lässt den Blutzuckerspiegel genauso schnell ansteigen wie Industriezucker, und er enthält auch genauso viele Kalorien. Aber er süßt etwas stärker, man kommt also mit weniger aus. Und: Honig enthält Antioxidantien, außerdem die Vitamine B und C, dazu Kalium, Kalzium, Eisen und Magnesium. Alles aber nur, solange er nicht erhitzt wird.

Kokosblütenzucker

Auch er ist nicht so süß wie reiner Haushaltszucker. Außerdem enthält er Kalium, Eisen, Zink und den Ballaststoff Inulin, der die Darmflora unterstützt.

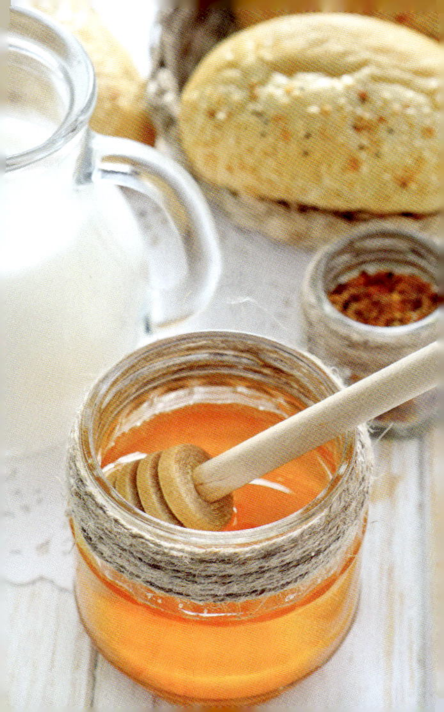

Ahornsirup

Er süßt stärker als Zucker, enthält aber weniger Kalorien. Ein großer Vorteil besteht darin, dass er den Blutzuckerspiegel langsamer ansteigen lässt als Haushaltszucker, was Heißhungerattacken zu verhindern hilft. Außerdem besitzt er antioxidative und entzündungshemmende Eigenschaften.

Vorsicht übrigens beim oft in Rezepten angegebenen **Agavendicksaft**. Er enthält ca. 80 Prozent Fruktose!

Gibt es eine Zuckersucht?

Wie oft hat man sich nicht schon vorgenommen, endlich, endlich nicht mehr zu den Schokovorräten zu schleichen. Ab jetzt nur noch Leitungswasser und als Snack zwischendurch ein Stückchen

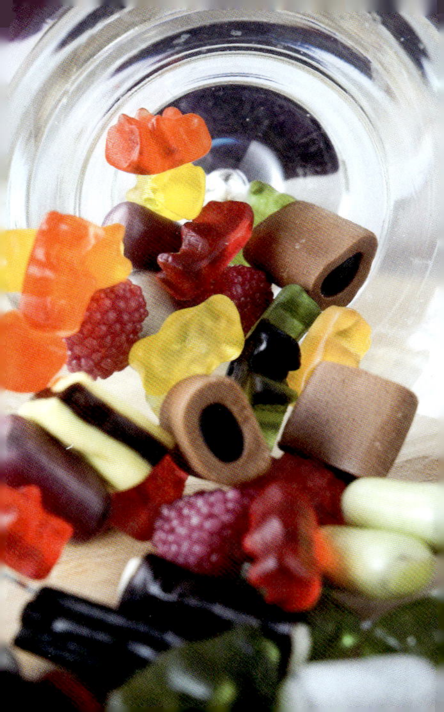

gesunde grüne Gurke. Klappt phantastisch, so ein Vorsatz. Solange man gerade sowieso keinen Hunger auf besagte Schokolade hat.
Der Verdacht, dass Zucker süchtig macht, liegt also nahe. Aber gibt es das wirklich, eine „Zuckersucht"?
Von einer wirklichen Sucht sprechen Experten eigentlich nur dann, wenn es absolut nicht möglich ist, auf das Suchtmittel zu verzichten, wenn also keine Disziplin hilft. Der unbändige Wunsch nach Zucker wird dagegen eher als eine „Verhaltenssucht" eingestuft. Wer meint, in diese Form einer Essstörung gerutscht zu sein, der kann sich Hilfe bei einem Verhaltenstherapeuten suchen. Denn die Therapien, die bei (anderen) Formen der Sucht

gut erprobt sind, greifen auch in diesem Fall.
In den meisten Fällen genügen aber der feste Vorsatz und die gute, etwas altmodische Selbstdisziplin.
Trotzdem, wer bislang zu viel Zucker gegessen hat, sollte ein paar Unannehmlichkeiten am Anfang einplanen.

Dazu können gehören:
» Kopfschmerzen
» miese Laune
» Schlafstörungen
» Antriebslosigkeit
Zum Trost sei aber gesagt: Das legt sich alles recht schnell wieder.
Aus „zu viel Zucker" sollte also „viel weniger Zucker" werden. Wie das funktionieren kann, zeigt der nächste Ab-

schnitt. Und vor allem zeigen das die nachfolgenden Rezepte.

ZUCKERREDUKTION STATT ZUCKERVERZICHT

Auf Zucker ganz zu verzichten, das ist fast nicht möglich – und es ist auch überhaupt nicht notwendig. Bis zu 25 Gramm sind ja erlaubt. Und diese Grenze einzuhalten oder sich ihr wenigstens anzunähern, ist durchaus machbar, ganz ohne kompliziertes Regelwerk. Für den Anfang genügen schon drei Grundsätze:

Süße Getränke meiden!

Schon ein Glas (250 ml) Cola oder Fruchtsaft genügen, um den Tagesbedarf an Zucker nicht nur zu decken,

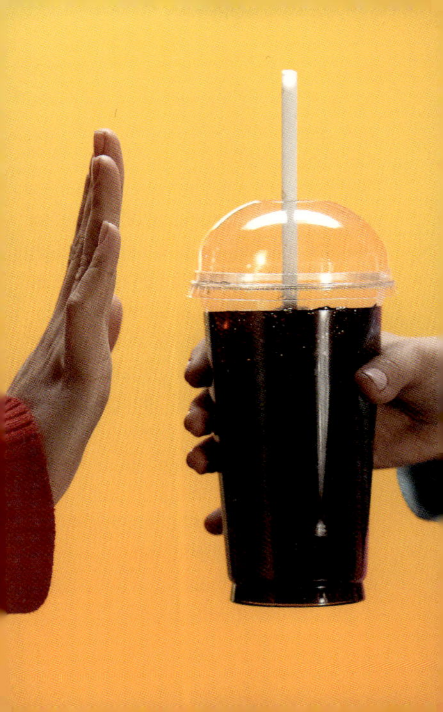

sondern ihn sogar zu überschreiten. Manche Menschen sprechen hier umgangssprachlich von regelrechten „Zuckerinfusionen".
Jetzt stellt sich natürlich die Frage, warum um alles in der Welt Fruchtsaft ungesund sein soll, ganze Früchte dagegen das genaue Gegenteil. Die Antwort ist ganz einfach: weil die Dosis das Gift macht.
Für die Zuckermenge, die in einem Glas Orangensaft enthalten ist, kann man vier bis fünf komplette Orangen essen. Aber wer macht das schon? Und erst recht mehrmals pro Tag? Hinzu kommt natürlich, dass ganzes Obst auch noch jede Menge Ballaststoffe enthält, die wiederum sehr gesund sind.
Bei der Gelegenheit: Dosenobst zählt nicht zur gesunden Variante. Es ist in

der Regel in Zucker eingelegt. Und auch auf Zucker in Tee oder Kaffee sollte man, wenn möglich, verzichten. Ebenso wichtig: Den Alkoholkonsum deutlich reduzieren!

Industriell verarbeitete Lebensmittel meiden!

Wer denkt bei Ketchup oder Pizza schon als Erstes an Zucker? Und doch ist er in beidem enthalten. Man spricht hier vom „versteckten Zucker". Aber warum werden unsere Lebensmittel mit Zucker versetzt?

Zum einen ist Zucker für die Hersteller ein ausgesprochen billiger Rohstoff. Außerdem hilft er, Lebensmittel zu konservieren, was bei den zum Teil langen Lagerzeiten im Supermarkt sehr praktisch ist. Er verhilft den Produkten (etwa fertigem Schoko- oder Vanillepudding) zu einer cremigen Konsistenz. Bei Brot, Brötchen oder auch bei Braten (alles Lebensmittel, die man nicht sofort mit Zucker in Verbindung bringt) sorgt er für eine dunkle Färbung und eine schöne Kruste.

Vorsicht auch bei industriell gefertigten Produkten, die als „gesund" angepriesen werden, wie etwa abgepacktes Müsli oder vorgesüßte, aromatisierte Milchprodukte. Das gilt insbesondere bei allem, was angeblich für Kinder geradezu ideal sein soll. Das Gegenteil trifft es hier eher: Man möchte die Kinder damit so früh wie möglich auf übersüßte Lebensmittel konditionieren. Schließlich sind es die Fertigproduktkäufer der Zukunft.

Und natürlich gehört in diese große Gruppe der Fertigprodukte auch sämtlicher Süßkram aus dem Keks-, dem Schokoladen-, dem Waffel- und dem Bonbonregal! Ja, das ist gemein. Aber es ist so.

Selber kochen!

Diese Erkenntnis ergibt sich aus Grundsatz Nr. 2 ganz von selbst. Denn wer auf industriell hergestellte Produkte so weit als möglich verzichtet, der vermeidet zum einen die versteckten Zucker. Zum anderen hat man auf diese Weise auch die perfekte Kontrolle darüber, wie viel Zucker man tatsächlich verwendet.

Natürlich hat kaum jemand die Zeit, vom Müsli bis zum Brot alles immer selber zuzubereiten. Für den Anfang genügt es aber oft schon, wenn man sich überlegt, wo man am ehesten aktiv werden kann und möchte und worauf man ab jetzt am besten ganz verzichtet. Eine kleine Auswahl und erste Anregungen bietet der nachfolgende Rezeptteil.

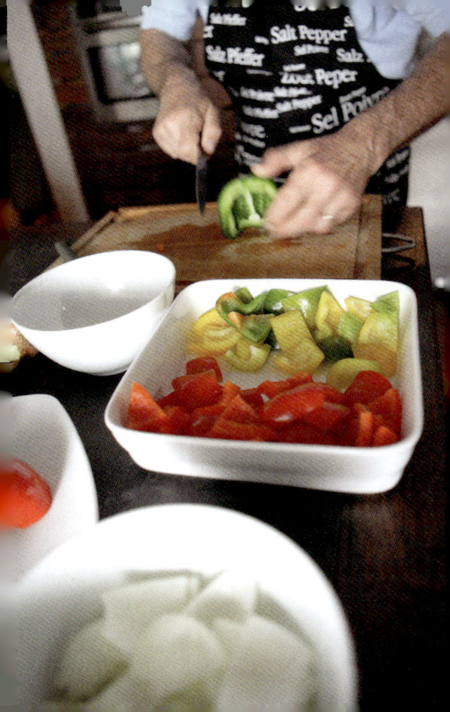
Salt Pepper
Salz Pfeffer

Rezepte

Lassen sich süße Snacks und Mahlzeiten mit einem möglichst geringen Zuckeranteil herstellen, der dazu noch aus natürlichen Zuckervorkommen besteht? Gibt es zuckerfreie Getränke, die nicht nur nach Leitungswasser schmecken (auch wenn das gar nicht schlecht schmeckt)? Die Antwort ist: ja, und zwar weit mehr, als in dieses Büchlein aufgenommen werden konnten. Eine kleine Auswahl für den Einstieg findet sich auf den folgenden Seiten.

(Fast) Zuckerfreie Getränke

Zitronenwasser

Der „Klassiker" ist das Wasser mit Zitrone. Man braucht dafür nicht mehr als:

Leitungs- oder Mineralwasser
Saft von 1 Zitrone

Je nach Geschmack mehr oder weniger vom Zitronensaft hinzufügen.

Minzwasser

Genauso einfach und schnell lässt sich Wasser mit Minzaroma herstellen:

Mineral- oder Leitungswasser
einige frische Blätter von Minze
oder Zitronenmelisse

Das Wasser in einen großen Krug füllen, die Kräuter waschen und ins Wasser geben. Damit das Wasser das Aroma gut annimmt, sollte man das Ganze mindestens eine Stunde ziehen lassen. Wer möchte, kann auch noch eine frisch aufgeschnittene Orangenscheibe hineingeben.

TIPP: Der Phantasie und der Experimentierfreude sind hier keine Grenzen gesetzt. Wie wäre es zum Beispiel mit **Wasser mit Gurkenscheiben**? Auch Beeren oder Apfelstückchen lassen sich zufügen. Sowie nach Geschmack jedes andere passende Gewürz, Gemüse oder frische Obst.

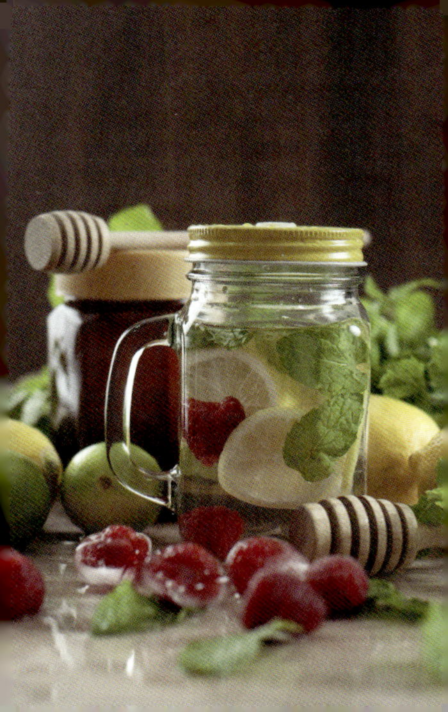

Tee

Doch, man kann es sich angewöhnen, Tee ungesüßt zu trinken. Wem schwarzer Tee für den Anfang zu bitter ist, der kann es ja einmal mit Früchte- oder Grüntee versuchen. Das Schöne dabei ist, dass man (bei allen Teesorten) je nach Jahreszeit variieren kann, von Sommer- bis Weihnachtsaromen. **Früchtetee** schmeckt übrigens längst nicht mehr nur nach Hagebutte. Und er eignet sich darüber hinaus wunderbar als Eistee. Wen er trotz der unterschiedlichsten Aromen immer noch an die gute alte Jugendherberge erinnert, der kann sich durch das Sortiment von **Roibuschtee** probieren.

Auch **Grüntee** gibt's in verschiedenen Geschmacksrichtungen zu kaufen. Und

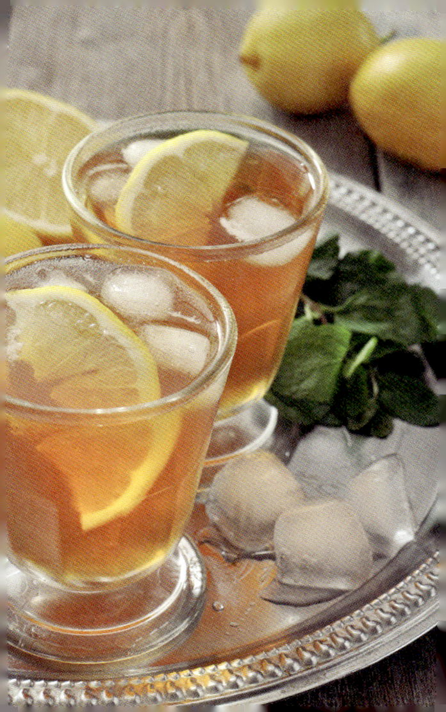

wer es edel mag, der versucht es einmal mit **weißem Tee.**

Vorsicht am Abend: Sowohl schwarzer als auch grüner und weißer Tee können wachhalten!

Kaffee

Mit dem Kaffee ohne Milch und Zucker verhält es sich genauso wie mit dem schwarzen Tee. Man muss ihn mögen. Gegen ein bisschen Milch im Kaffee spricht aber aus Sicht des Zuckerverzichts ohnehin nichts. Der Rest ist – Gewöhnungssache. Sehr zu empfehlen sind übrigens ungesüßte Kaffeegewürzmischungen (z. B. von „Sonnentor"). Einfach aus dem Streuer ein bisschen dazugeben, und schon hält der Orient Einzug in die Kaffeetasse.

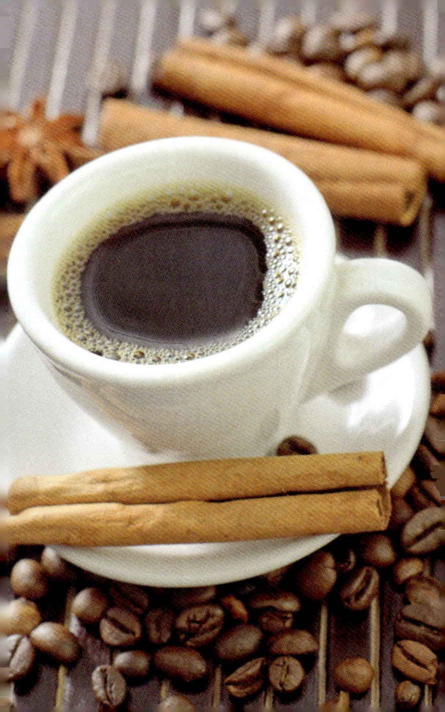

Tipp: Aktuell erlebt ja der Filterkaffee eine Renaissance. Wer möchte, kann entweder einen Teelöffel Kakaopulver oder auch Zimt unter das Kaffeepulver (im Filter) mischen. So lässt sich Kaffee ganz individuell aromatisieren.

Gewürzkaffee aus der Filtermaschine

Kaffeepulver und Wasser für 4 Tassen
1 Zimtstange
1 Teelöffel ganze Nelken
4 Kardamomkapseln

Filtermaschine wie gewohnt mit ausreichend Kaffeepulver und Wasser für vier Tassen füllen. Den Filter in der Maschine platzieren. Die Zimtstange mittig ins

Kaffeepulver stecken. Die geöffneten Kardamomkapseln und Nelken dazugeben und nun den Kaffee durchlaufen lassen.

FRÜHSTÜCK

Variante Nummer eins, um auf den Zucker zu verzichten, besteht natürlich darin, ein Brot mit (Frisch)Käse oder zuckerfreiem Belag zu essen. Wer lieber etwas anderes ausprobieren möchte, findet hier ein paar Anregungen.

Süßer Aufstrich mal drei

Zuerst einmal drei Rezepte für süßen Aufstrich. Sie sind natürlich alle nicht völlig zuckerfrei, kommen aber völlig ohne weißen Kristallzucker aus.

Selbstgemachte Marmelade

Für 1 Glas à 250 ml

---

200 g Himbeeren, 2 EL Leinsamen
2 EL Ahornsirup

Die Himbeeren waschen und gemeinsam mit den Leinsamen, dem Ahornsirup und 2 EL Wasser in ein hohes Gefäß geben und mit dem Stabmixer pürieren. Dann in ein sterilisiertes Glas mit Schraubverschluss füllen. Die Marmelade hält im Kühlschrank ungefähr eine Woche.

TIPP: Beeren sind unter den Früchten diejenigen mit dem geringsten Zuckergehalt und eignen sich darum besonders gut für jede Art von Marmelade oder Müsli.

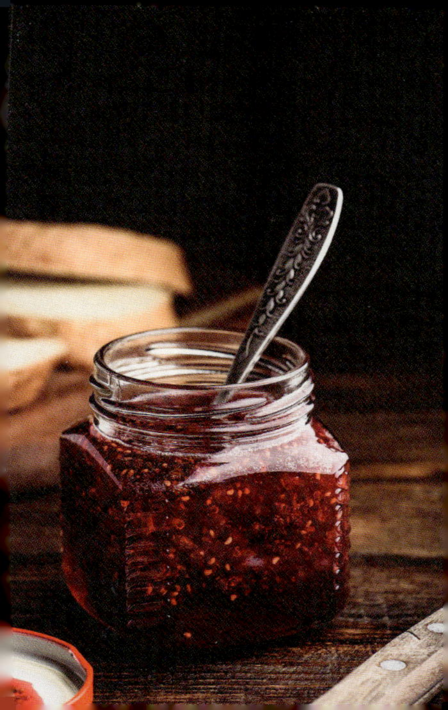

Schokoaufstrich

Für 1 Glas à 250 ml

---

100 g entsteinte Datteln
100 g gemahlene Mandeln
3 EL ungesüßtes Kakaopulver
2 EL Kokosfett

Die Datteln mit 50 ml Wasser in einer Schüssel einweichen. Dann mit den übrigen Zutaten mit dem Stabmixer pürieren. In ein Glas füllen und in den Kühlschrank stellen. Innerhalb von ca. einer Woche aufbrauchen.

GUT ZU WISSEN: Dieser Aufstrich ist nicht gerade zuckerarm, denn Datteln enthalten sehr viel Zucker. Aber, anders als reiner Industriezucker, enthalten sie

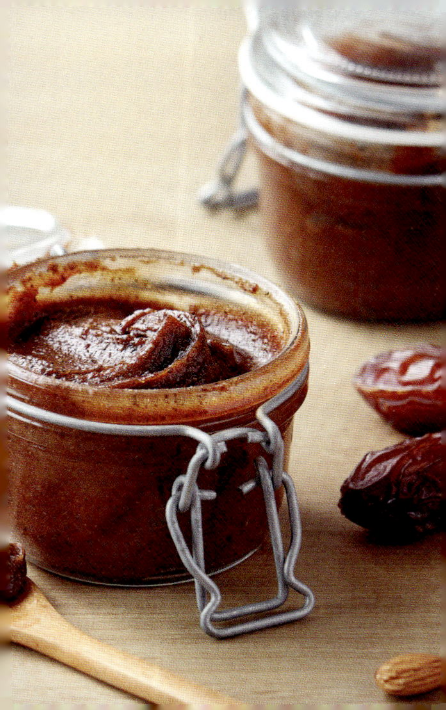

auch Mineralstoffe wie Kalium, Kalzium, Magnesium, Phosphor und Eisen. Außerdem die Vitamine A, B1, B2, B6, Niacin, Folsäure und etwas Vitamin C. Hinzu kommen noch Ballaststoffe.

Aprikosen-Mandel-Aufstrich

Für 1 Glas à 200 ml

---

100 g getrocknete Aprikosen
120 ml frisch gepresster Orangensaft
je ½ TL Orangen- und Zitronenschale
50 g gemahlene Mandeln
2 g frisch geriebener Ingwer

Die Aprikosen über Nacht in dem Orangensaft einweichen. Nach 8 bis 10 Stunden aus dem Saft nehmen und mit dem Stabmixer fein pürieren.

Nun die restlichen Zutaten dazugeben und alles so lange weiterpürieren, bis eine cremige Masse entsteht. Evtl. etwas von dem Orangensaft dazugeben, in dem vorher die Aprikosen eingeweicht wurden (damit erhält das Mus eine weichere Konsistenz). Zum Schluss den geriebenen Ingwer dazugeben. In ein sterilisiertes Glas mit Schraubverschluss füllen. Im Kühlschrank hält das Mus ungefähr 4 Tage.

Klassisches Porridge

Für 2 Personen

Achtung: Für die Vorbereitung braucht man etwa 20 Minuten. Wer morgens in Eile ist, sollte sich lieber für ein schnelleres Frühstück entscheiden und dieses hier fürs Wochenende aufheben.

50 g Haferflocken, 350 ml Milch
1 Prise Salz
1 EL Honig (wer es lieber etwas süßer mag, kann ein bisschen mehr nehmen)
20 g grob gehackte Mandeln
Zimtpulver nach Geschmack

Die Haferflocken in der Milch mit 1 Prise Salz in einem Topf erhitzen, dabei ständig rühren (damit nichts anbrennt). Zum Andicken 2 bis 3 Minuten unter Rühren köcheln lassen. Anschließend den Honig unterrühren. Das Porridge anrichten und mit Zimt und Mandeln bestreuen.

TIPP: Wer mag, röstet die Mandeln vorher in einer Pfanne ohne Fett an.

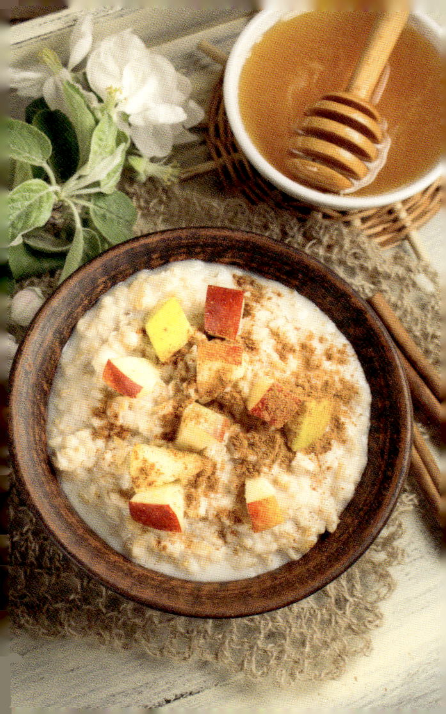

Wer es etwas bunter mag, verfeinert das Porridge mit kleingeschnittenem Obst oder Beeren der Saison.

Knuspermüsli nach dem Baukastenprinzip

Für ca. 10 Portionen

Dieses Grundrezept lässt sich vielfach variieren. Zunächst aber das Basisrezept:

---

150 g Haferflocken (alternativ Buchweizen-, Dinkel- oder Amaranthflocken etc.)
50 g Sojaflocken
50 g Sonnenblumenkerne
50 g gemahlene Mandeln
50 g gehackte Haselnüsse
1 TL Zimtpulver
2 EL Kokosöl, 1 TL Honig

Haferflocken, Sojaflocken, Sonnenblumenkerne, Mandeln, Haselnüsse und Zimt in einer Schüssel mischen.

Das Kokosöl zusammen mit dem Honig in der Pfanne bei mittlerer Temperatur erhitzen und die Kernmischung darin ca. 5 Minuten unter ständigem Rühren rösten.

Vom Herd nehmen und auskühlen lassen. Wenn die Masse komplett ausgekühlt ist, eventuell noch einmal etwas zerteilen und in ein gut verschließbares Gefäß füllen.

Tipp: Dieses Grundrezept eignet sich pur auch als Snack für zwischendurch.

Und jetzt die **Bestandteile des Baukastens:** Der nachfolgende Müslibaukasten zeigt, dass man beim selben Grundrezept je nach Tag und Vorliebe unglaublich viele Variationsmöglichkeiten hat.

Als Basis: Milch, Naturjoghurt, griechischer Joghurt oder Pflanzendrinks (Mandelmilch, Hafermilch etc. – hier unbedingt die Zuckermenge auf der Packung beachten!)

Zum Verfeinern:

kleingeschnittenes, frisches **Obst** (Apfel, Banane, Beeren etc.)

Trockenfrüchte (Datteln, Pflaumen, Aprikosen, Ananas, Rosinen etc.

ACHTUNG: Die Trockenfrüchte haben einen hohen Zuckergehalt, vorsichtig dosieren!)

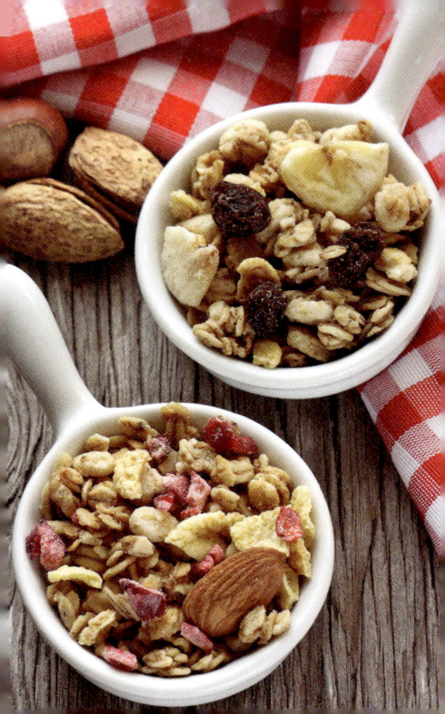

Nüsse und Kerne aller Art: Cashewkerne, Erdnüsse, Walnüsse, Pistazien, Macadamia, Kürbiskerne, Pinienkerne, Kokosflocken, Leinsamen, Chiasamen etc.
Süße: Wem das Basisrezept noch nicht süß genug ist, der kann vorsichtig mit Honig oder Ahornsirup nachsüßen.
Gewürze: Sie geben dem Müsli eine ganz eigene Note. Geeignet sind Zimt, (ungesüßter) Kakao oder Vanilleextrakt, und wer es exotisch mag, kombiniert Kurkuma oder Ingwer.

ACHTUNG: Diese Vielfalt birgt allerdings auch die Gefahr, dass man zu viel Zuckerhaltiges einarbeitet (Trockenfrüchte oder Honig/Ahornsirup).

Joghurt in vier Variationen

Das nachfolgende Grundrezept lässt sich in unterschiedlichen Varianten zubereiten, als Joghurtdrink, als fester Joghurt oder als Eis.

Basisrezept

Es werden hier bewusst nur ungefähre Zutatenmengen angeführt. Die Grundzutaten bleiben in allen vier Rezepten dieselben, je nach Zusammenstellung und Menge erhält man entweder ein eher flüssiges oder eher festes Resultat. Vorab noch eine **Anmerkung zum Zucker:** Bei allen vier Varianten kann man die Menge erhöhen oder reduzieren. Im Gegensatz zum fertig gekauften

Joghurt hat man hier aber selber Einfluss auf die Zuckermenge. Im Interesse einer zuckerreduzierten Ernährung darf das Ganze deutlich mehr nach Früchten als nach viel, viel Zucker schmecken.

INFO: In einem gekauften Becher Vanillejoghurt (250 g) stecken bis zu 9 Zuckerwürfel. Das lässt sich leicht unterbieten.

Für 2 bis 3 Portionen zur Wahl:

---

2 bis 3 Becher Naturjoghurt à 250 g
Skyr oder Frischkäse
Milch oder Sojamilch (letztere unbedingt ungesüßt)
ca. 6 EL Beeren (bzw. TK-Beeren) nach Vorliebe, einen sehr intensiven Geschmack haben hier Himbeeren

oder Erdbeeren (die Menge der Früchte kann nach Belieben erhöht werden), wenig weißer Zucker, Honig oder Sirup

---

Die Beeren waschen, je nach Größe etwas kleinschneiden. Die je nach Rezept und Geschmack zusammengestellten Zutaten in ein hohes Gefäß geben und mit dem Stabmixer pürieren.

TIPP: Damit die tiefgefrorenen Beeren für den Frozen Joghurt (S. 80) beim Pürieren nicht aus dem Gefäß „springen", gibt man sie am besten zwischen Joghurt und Skyr. Den Mixstab nicht oben aufsetzen, sondern etwas in die Mischung senken.

Joghurt

Wenn der Joghurt eher eine feste Konsistenz haben soll, gehört in diese Variante ein recht hoher Anteil an Skyr, die Milch sollte man dagegen vorsichtig dosieren, eventuell sogar ganz weglassen.

Joghurtdrink

Wer ein Joghurtgetränk mit Fruchtaroma herstellen möchte, der hält die Menge des (festen) Skyr oder Frischkäses gering und gibt stattdessen mehr Milch hinzu. Die Menge lässt sich übrigens auch während des Pürierens noch anpassen.

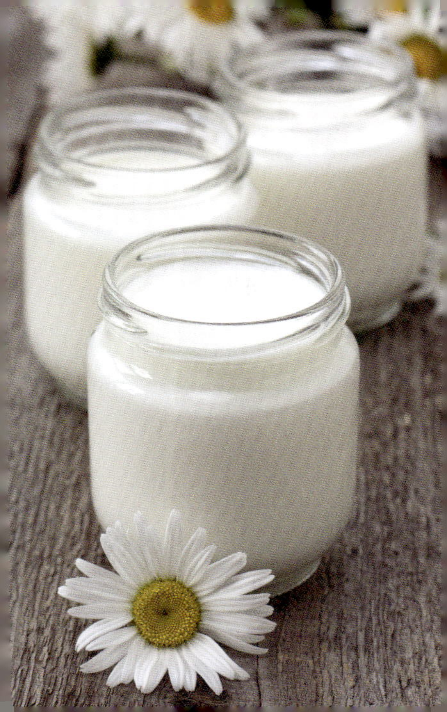

Frozen Joghurt

Der Trick beim Frozen Joghurt sind tiefgekühlte Früchte statt der frischen. Die Zutatenmenge gleicht ansonsten der des Joghurts.

Joghurt-Eis

Und zu einem richtigen Eis wird das Ganze, wenn man die Mischung nicht sofort isst, sondern ca. 30 bis 60 Minuten ins Gefrierfach stellt.

Müsliriegel

Sie sind der ideale Snack, ihr besonderer Vorteil ist außerdem, dass sie sich problemlos einpacken und überall mit hinnehmen lassen. Der Nachteil bei den Riegeln aus dem Supermarkt ist nur, wie so oft, der hohe Zuckeranteil.

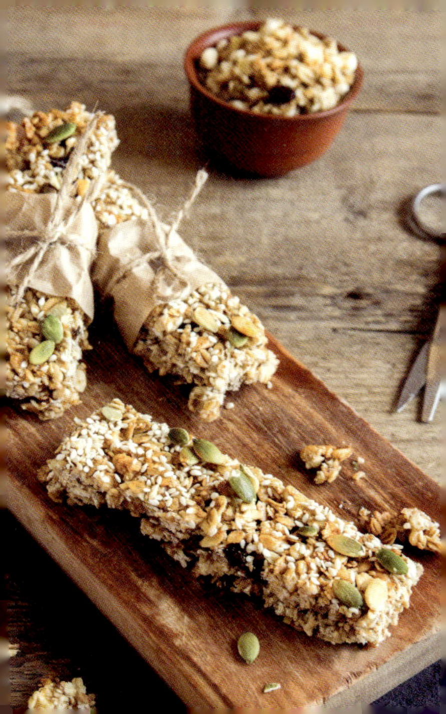

Hier ein Rezept für selbstgemachte Müsliriegel.

Für ca. 10 Stück:

---

3 reife Bananen
250–300 g feine Haferflocken
60 g gehackte Mandeln
60 g Cranberrys
1 Prise Salz

Den Backofen auf 180 °C (Ober- und Unterhitze) vorheizen. Ein Backblech mit Backpapier auslegen.
Nun die geschälten Bananen pürieren und anschließend alle übrigen Zutaten dazugeben. Alles zu einer glatten Masse verkneten. Die Masse nun auf dem Backblech verteilen und ca. 15 bis

25 Minuten backen (die Zeit kann je nach Ofen variieren, deshalb immer mal kontrollieren, ob die Masse nicht bereits zu dunkel wird). Auskühlen lassen und anschließend zu Riegeln schneiden.

VARIATIONEN: Die Basis dieses Rezepts sind die Bananen und die Haferflocken. Mandeln und Cranberrys lassen sich nach Belieben austauschen. Statt der Mandeln kann man jede andere Art von Nüssen verwenden, anstelle der Cranberrys ist auch jedes andere Trockenobst denkbar (je nach Sorte vorher kleinschneiden, Zuckergehalt beachten!).

Kakao-Energie-Kugeln

Für 15 Kugeln

---

50 g getrocknete Feigen
100 g getrocknete, entsteinte Datteln
50 g getrocknete Aprikosen
Saft und abgeriebene Schale von
½ Bio-Orange
30 g gemahlene Mandeln
30 g zarte Haferflocken
15 g entöltes Kakaopulver (ungesüßt)
1 Prise Zimtpulver

Trockenfrüchte in der Küchenmaschine fein hacken.

Die Mandeln mit den Haferflocken, der abgeriebenen Orangenschale, dem Orangensaft, der Hälfte des Kakaopulvers und dem Zimt so lange verkneten,

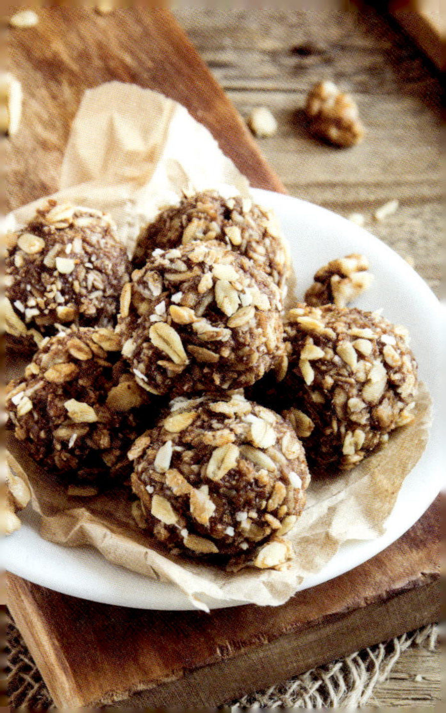

bis eine gleichmäßige Masse entsteht. Das restliche Kakaopulver auf einen tiefen Teller geben. Aus der Masse ca. 15 Kugeln formen und jede von ihnen im Kakaopulver wälzen.

Veganes Schokodessert

Für 2 Portionen

---

150 ml Mandelmilch
100 g gemahlene Haselnüsse
3 EL ungesüßter Kakao
2 EL Haselnussmus (Fertigprodukt)
2 EL Honig

Alle Zutaten in eine Schüssel geben und mit dem Stabmixer zu einer cremigen Masse pürieren.

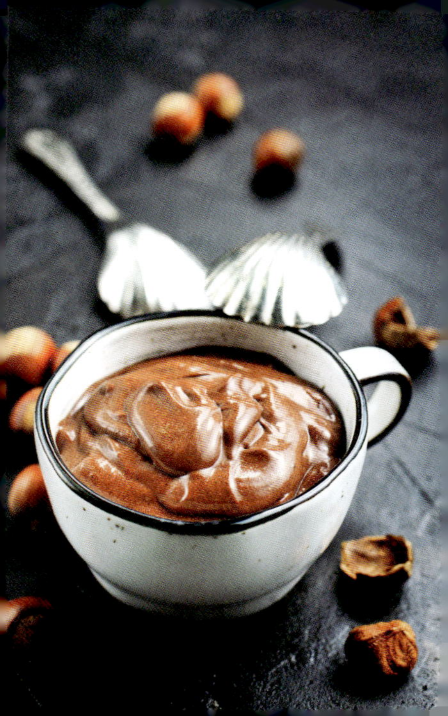

Für den Snack ganz ohne Zucker …

… Vorräte anlegen …

Wenn der (Heiß)Hunger erst da ist, dann hat sich die Vernunft meist schon ausgeklinkt. Essen muss her, schnell, viel und süß! Gut für alle, die jetzt vorgeplant haben.

Frische Karotten im Wasser

Für diesen einfachen Snack braucht man nichts weiter als frische Karotten (Anzahl nach Belieben) und eine Schüssel mit kaltem Wasser. Karotten schälen, eventuell in Sticks schneiden und ins Wasser legen.

Damit alles schön kühl bleibt, in den Kühlschrank stellen. Im Falle des nahenden Hungers kann man sich hier nach Belieben bedienen.

Saucen und Dip

Sie gehören einfach dazu – ob als Vinaigrette zum Salat, als Dip zum Fleisch oder als Ketchup zum Würstchen.

Himbeervinaigrette zu Tomaten mit Mozzarella

Für 2 Portionen

---

2 Packungen Mozzarella (= 250 g)
4–5 Tomaten, Basilikumblätter

Für die Vinaigrette:
40 g frische Himbeeren
2 EL Aceto Balsamico
4 EL Öl
Salz, Pfeffer

Den Mozzarella abtropfen lassen, in einem Küchentuch ausdrücken und in Scheiben schneiden.
Die Tomaten waschen, Stiele entfernen und ebenfalls in Scheiben schneiden. Mozzarella- und Tomatenscheiben im Wechsel auf einen Teller schichten.
Für die Vinaigrette die Himbeeren waschen und vorsichtig trockentupfen. Anschließend mit Essig, Öl, Pfeffer und wenig Salz in einem hohen Gefäß mit dem Stabmixer pürieren. Über die Tomaten-Mozzarellakombination geben. Zum Schluss ein paar Basilikumblätter waschen, trockentupfen und damit den Salat garnieren.

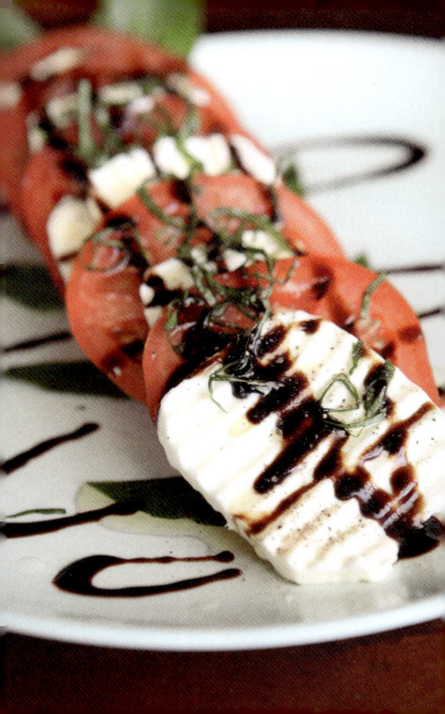

Grillsauce mal drei

Ein Grillabend ohne Saucen? Funktioniert gar nicht! Zu ärgerlich nur, dass gerade handelsübliche Fertigsaucen oft genug großzügig mit Zucker versetzt werden. Tatsächlich rundet der süße Geschmack das Gesamtaroma ab. Es fragt sich bloß, wie viel es sein muss. Hier folgen drei Rezepte für Saucen mit geringem Zuckeranteil. Kleiner Nebeneffekt der selbstgemachten Saucen: Auch die Farbstoffe, künstlichen Aromen und Konservierungsstoffe fallen weg. Ziel der Saucen in Eigenproduktion ist es übrigens nicht, die Kollegen aus dem Supermarktregal zu imitieren, sondern es sind völlig eigenständige Geschmackskompositionen.

Cocktail-Sauce

200 ml Kokosmilch, 2 EL Tomatenmark
2 EL Senf, etwas Essig, Salz, Pfeffer
Majoran, Thymian, Chilipulver (je nach Vorliebe mehr oder weniger)

Kokosmilch mit Tomatenmark, Senf und Essig verrühren und mit den Gewürzen abschmecken.

Barbecue-Sauce

1 Zwiebel, 2 Knoblauchzehen
200 g Tomatenmark
100 ml Apfelessig, 2 TL Honig
etwas Zitronensaft, 1 TL Tabasco
1 TL Chilipulver, Salz, Pfeffer

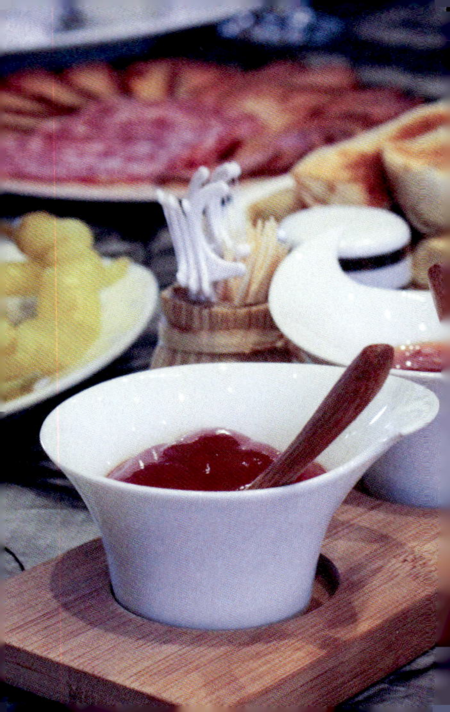

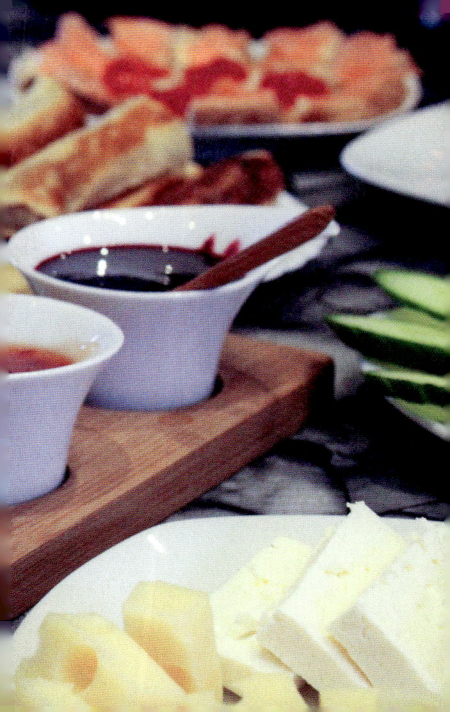

Die Zwiebel fein würfeln oder hacken, den Knoblauch durch die Presse drücken und direkt zu den Zwiebeln geben. Nun alle übrigen Zutaten dazugeben, alles gut durchrühren und zum Schluss mit Salz und Pfeffer abschmecken.

Tipp für einen Abend mit Gästen: Sehr hübsch sieht es aus, wenn man die Saucen in kleine Flaschen füllt und diese dann von Hand mit einem dicken Stift beschriftet. Übriggebliebene Saucen halten, gut verschlossen, im Kühlschrank ca. 3 bis 4 Tage.

« S. 94/95 Ketchup (vorn) und Barbecuesauce

Mango-Chili-Dip mit Ingwer

2 reife Mangos
1 TL Abrieb von 1 Bio-Limette
2–4 TL Limetten- oder Zitronensaft
2 EL klein geschnittener Ingwer
2 TL klein gehackter, frischer Koriander
Chilipulver (Menge je nach Vorliebe)
Chilisalz
2 TL Honig
2 TL kaltgepresstes Olivenöl

Die beiden Mangos schälen und das Fleisch in kleine Stücke schneiden. Zusammen mit dem Abrieb der Bio-Limette und dem Limettensaft in eine Schüssel geben. Ingwer kleinschneiden und mit dem Chilipulver und dem Koriander zu den Mangos geben. Zum

Schluss noch den Honig und das Olivenöl unterrühren.

TIPP: Wer das Ganze in cremiger Konsistenz mag, püriert alles mit dem Stabmixer.

Ohne geht gar nichts – Tomatenketchup

Tomatenketchup gehört zur Grundausstattung des Kühlschranks. Leider ist der handelsübliche meist recht stark mit Zucker versetzt. Neben dem würzigen Aroma frischer Tomaten ein Grund mehr, Ketchup selber zuzubereiten.

Tomatenketchup

4 Schalotten
500 g frische Tomaten
600 g Tomatenmark
8 EL Honig
8 EL Apfelessig
16 EL Wasser
2 TL Salz
Chilipulver nach Belieben

Die Schalotten und die Tomaten in möglichst kleine Stücke schneiden und in ein hohes Gefäß geben. Dann die übrigen Zutaten ergänzen und alles mit dem Stabmixer zu einer cremigen Masse pürieren. Ketchup in Flaschen füllen und in den Kühlschrank stellen. Er ist ca. 2 Wochen haltbar.

Tomatensauce

500 ml passierte Tomaten
1 Zwiebel, 4 Knoblauchzehen
2 Handvoll frisches Basilikum
1 EL getrockneter Oregano
etwas Pfeffer
nach Bedarf gemahlene Chiliflocken und Galgant
½ mittelgroße Möhre

Am besten sind selbst passierte Tomaten wegen des Zuckergehalts in gekauften Konserven. Die Tomaten dafür häuten, dann grob zerkleinern und durch ein engmaschiges Sieb streichen, um die Kerne zu entfernen. Die passierten Tomaten in einem Topf erhitzen. Die fein gewürfelte Zwiebel

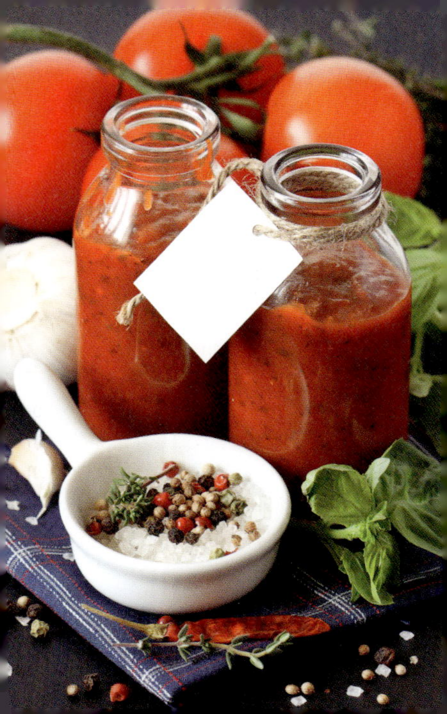

dazugeben. Ebenso die fein geriebene Möhre und den zerdrückten Knoblauch, zuletzt Oregano zufügen. Alles sanft köcheln lassen. Nach ca. 10 Minuten die etwas zerzupften Basilikumblätter zugeben und mit Pfeffer, Galgant und Chiliflocken würzen. Sobald Zwiebel und Möhre richtig zerkocht sind, ist die Sauce fertig. Wer keine Stückchen in der Sauce mag, kann sie noch pürieren und passieren. Nun mit Pasta genießen oder als Sauce für Pizza verwenden.

TIPP: Abgefüllt in ein Einmachglas oder Flaschen mit Schraubverschluss ist die Sauce gekühlt ca. 1 bis 2 Wochen haltbar. Sie eignet sich auch zum Einfrieren.

Hauptmahlzeiten

Die meisten warmen Hauptmahlzeiten lassen sich schon allein dadurch ohne Zucker herstellen, dass man sie frisch zubereitet. Auf diese Weise fallen die versteckten Zucker weg, die häufig in Fertiggerichten zu finden sind.
Manche Rezepte sollen aber sogar ein süßliches Aroma haben. Hier zwei Vorschläge für unkomplizierte Gerichte (fast) ohne künstlichen Zuckerzusatz, dazu eine Idee für fast zuckerfreie Pizza, und auch zwei eigentlich süße Hauptmahlzeiten dürfen nicht fehlen.

Überbackene Ananasbrote

Für 2 Personen

---

4 Scheiben frische Ananas
½ frische rote Peperoni (funktioniert auch mit Chilipulver),
1 Zwiebel, 4 EL Olivenöl
2 EL Rohrohrzucker
2 TL Currypulver
4 EL saure Sahne (oder Creme double)
2 Scheiben dunkles Vollkornbrot
4 Längsstreifen Camembert

Den Ofen auf 200 °C (Umluft) vorheizen. Die Ananas in kleine Stücke schneiden, die Peperoni grob hacken, die Zwiebel in Ringe schneiden.
Peperoni im Olivenöl andünsten, dann die Ananasstückchen dazugeben und

kurz mit andünsten. Nun den Rohrohrzucker ergänzen und ein paar Minuten weiterdünsten. 2 EL Currypulver darüberstreuen und alles gut durchmischen. Die saure Sahne zufügen und das Gemisch jetzt erst kurz aufkochen und dann weiter köcheln lassen, bis die Sauce eine schöne dickflüssige Konsistenz angenommen hat. Alles mit Salz und Pfeffer abschmecken und zur Seite stellen.

Die Brotscheiben im Toaster kurz anrösten.

Brotschreiben in eine Auflaufform legen. 2 EL der fertigen Sauce in eine Tasse füllen und zur Seite stellen. Die übrige Sauce auf den beiden Brotscheiben verteilen. Darauf jeweils 1 Ananasscheibe und 2 Streifen Camembert

legen. Auf der mittleren Schiene 10 bis 12 Minuten überbacken.
Anschließend die Brote mit den Zwiebelringen belegen und mit dem Rest der Sauce beträufeln.

ACHTUNG: Dieses Gericht ist zwar ausgesprochen aromatisch, aber dank Camembert und saurer Sahne nicht direkt eine Diätmahlzeit.

Pizza ohne Reue

Für 3 Portionen

---

500 g Dinkelmehl oder Dinkelvollkornmehl
½ Würfel frische Hefe
15 g Salz, 3 EL Olivenöl
Mozzarella, Belagzutaten

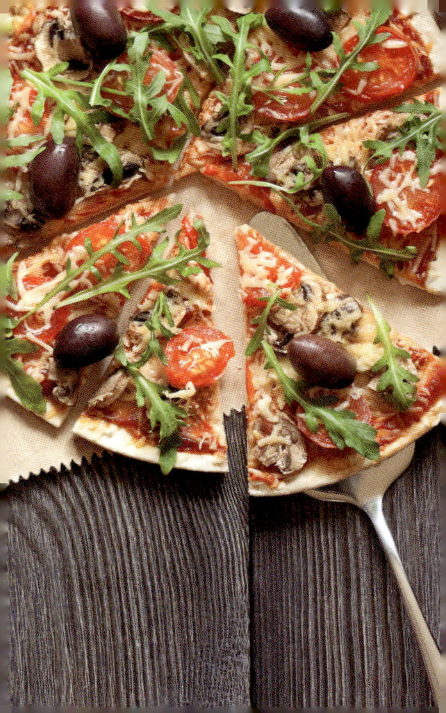

Hefe in 150 ml lauwarmem Wasser verrühren. Mehl in eine Schüssel sieben, in die Mitte eine Mulde drücken. Salz mit 150 ml Wasser verrührt hineingießen, dann das Öl und das Hefewasser. Alles zu einem glatten Teig kneten, eine Kugel formen und in der abgedeckten Schüssel mindestens 2 Stunden gehen lassen.

Dann den Teig auf einem mit Backpapier belegten Blech ausformen, evtl. in 3 Teile teilen. Pizza mit Sauce (siehe S. 100) bestreichen, mit Mozzarella bestreuen und mit weiterem Belag nach Belieben belegen. Im auf 250 °C vorgeheizten Ofen ca. 12 bis 15 Minuten backen.

Schweinefleisch mit Kirschen

Für 4 Personen

4 Schweinekoteletts, 1 EL Öl
Salz, Pfeffer
24 frische Süßkirschen ohne Stein

Das Schweinefleisch waschen, trockentupfen und in Würfel schneiden. In einer Pfanne das Öl erhitzen und die Fleischwürfel darin anbraten. Anschließend auf niedriger bis mittlerer Stufe 25 Minuten garen, dabei ab und zu umrühren.

Nun die Kirschen dazugeben und alles zugedeckt noch einmal 10 Minuten garen. Mit Salz und Pfeffer würzen.

Dazu schmecken Couscous, Hirse, Reis, frisch geschrotetes Getreide oder Kartoffeln.

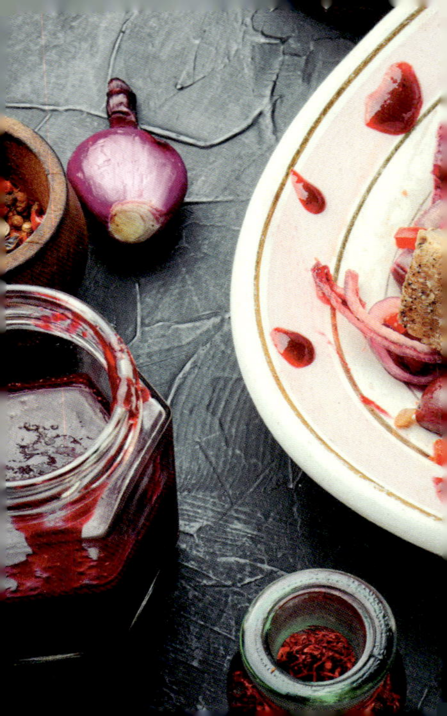

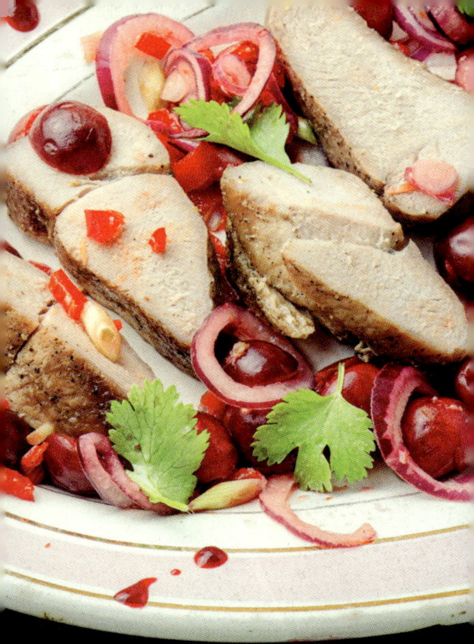

Eierkuchen mit Beeren

Für ca. 8 Stück

125 g Weizenvollkornmehl
325 ml Milch (1,5 % Fett)
3 Eier
Salz, 2 EL Rapsöl
Beeren der Saison (Blaubeeren, Himbeeren, Brombeeren o.a.)
etwas Ahornsirup

Mehl in eine Schüssel sieben und mit der Milch glattrühren. 30 Minuten ruhen lassen.
Eier mit etwas Salz verquirlen, zusammen mit 1 EL Öl zum Mehl geben und verrühren. Sollten sich Klümpchen gebildet haben, den Teig vorsichtshalber durch ein Sieb streichen.

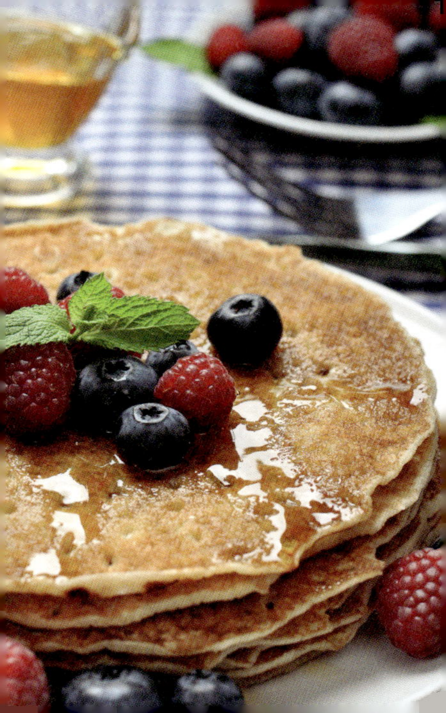

Eine große Pfanne (26 cm Ø) erhitzen, mit etwas Öl ausstreichen. Etwa 1/8 des Teigs in die Pfanne gießen und von beiden Seiten einen goldbraunen Eierkuchen backen. Nacheinander 8 dünne Eierkuchen backen. Noch warm mit den Beeren füllen und mit Ahornsirup süßen.

TIPP: Man kann die Beeren (optional Apfelstückchen) auch direkt in den Teig geben und mitbacken.
Diese Eierkuchen schmecken ebenso gut mit einer herzhaften Füllung, z. B Champignons, Tomate-Mozzarella oder Paprika.

Quarkkäulchen mit Fruchtmus

Für ca. 12 Stück

300 g frische Himbeeren
2 EL Honig
400 g mehlig kochende Kartoffeln
250 g Quark (Magerstufe)
50 g Kokosblütenzucker
150 g Dinkelmehl Type 1050
1 Ei, Zimtpulver
Mark von ½ Vanilleschote
30 g Butter
2 EL gehobelte Mandelkerne oder Mandelblättchen

Für das Fruchtmus die sauberen Himbeeren mit dem Stabmixer pürieren. Fruchtmus passieren, mit Honig verrühren und kühl stellen.

Geschälte, klein geschnittene Kartoffeln in kochendem Wasser in ca. 15 Minuten weich kochen. Abgießen und abkühlen lassen. Dann die zerdrückten Kartoffeln in einer Schüssel mit Quark, Zucker, Mehl, Ei, Vanillemark und 1 Prise Zimt zu einem glatten Teig verkneten. Falls der Teig zu feucht ist, noch etwas Mehl zufügen. Teig in 12 Stücke teilen, flach drücken. Butter in einer Pfanne erhitzen und darin jedes Quarkkäulchen pro Seite in ca. 4 Minuten goldbraun backen.
In einer zweiten Pfanne die Mandeln ohne Fett anrösten. Quarkkäulchen mit Fruchtmus und Mandeln bestreut anrichten.

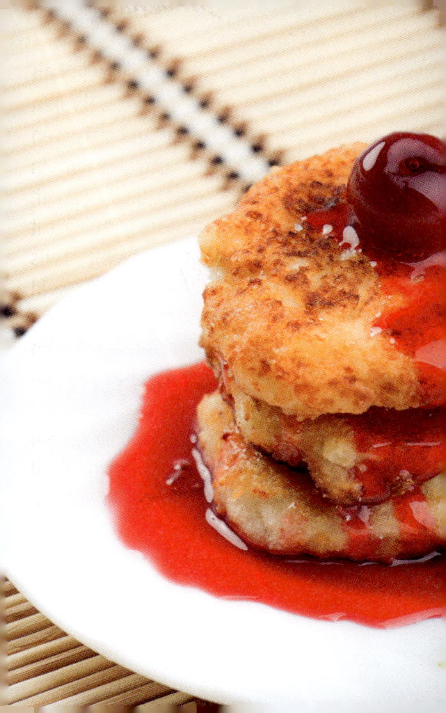

Listen und Tabellen

Austauschen

Wer gerne viel isst, der tauscht am besten einfach aus. Hier als Anregung eine kleine Auswahl an Lebensmitteln, die zeigt, wie man mehr essen kann, wenn man das Richtige wählt:

1 Schokoriegel mit Milchcremefüllung	entspricht 24 Erdbeeren
1 Schokoriegel mit Karamellcremefüllung (Mars)	8 Mandarinen

1 Schokomuffin	6 Kiwis
1 Tafel Schokolade (6 Riegel)	1 Obstsalat (1 Banane, 3 Äpfel, 2 Kiwis, 8 Erdbeeren)

Lebensmittel ohne oder mit wenig Zucker

» frisches Gemüse
» Hülsenfrüchte (Erbsen, Bohnen, Linsen)
» Nüsse, Samen und Kerne (Mandeln, Chia-Samen, Sonnenblumenkerne etc.)
» Fisch, Fleisch und Eier (unverarbeitet und ohne fertige Marinaden)
» naturbelassene Milchprodukte wie Käse oder Naturjoghurt ohne Zucker

» Öle und Fett (Butter, Kokosöl, Olivenöl ...)
» frische oder getrocknete Kräuter (Schnittlauch, Petersilie etc.)
» (Mineral)Wasser, ungesüßter Kaffee oder Tee

ZUCKERGEHALT BEIM OBST

Je nach Reifegrad und auch nach einzelner Sorte (etwa bei Äpfeln oder Birnen) kann die Zuckermenge von den hier angeführten Angaben leicht abweichen. Die Zahlen der folgenden Tabelle beziehen sich immer auf 100 g der jeweiligen Obstsorte:

Feigen	16,1 g
Litschis	15,2 g
Weintrauben	15,0 g

Mangos	13,7 g
Süßkirschen	13,8 g
Bananen	12,2 g
Äpfel	11,7 g
Ananas	10,3 g
Mandarinen	10,0 g
Pfirsiche	10,0 g
Heidelbeeren	10,0 g
Pflaumen	9,9 g
Birnen	9,8 g
Orangen	9,4 g
Aprikosen	9,2 g
Johannisbeeren	9,0 g
Kiwis	9,0 g
Zucker-/ Honigmelone	8,0 g
Papayas	7,8 g
Wassermelone	6,2 g
Grapefruit	5,9 g
Erdbeeren	4,9 g

Brombeeren	4,9 g
Himbeeren	4,4 g
Zitrone	2,5 g
Rhabarber	1,0 g

(Versteckter) Zucker in Fertigprodukten

Die folgenden beiden Listen sollen in erster Linie als Anhaltspunkte dienen. In vielen Fällen können die einzelnen Zuckermengen natürlich variieren, etwa nach Obstsorte beim Saft oder bei einzelnen Fertigprodukten aus der Dose auch von Hersteller zu Hersteller.

Die Angaben dieser ersten Tabelle beziehen sich immer auf die Menge von 100 g bzw. 100 ml.

Instant-Tee (Granulat)	90 g
Rosinen	75 g
Datteln (Trockenobst)	63 g
Nutella	54 g
Konfitüre	55 g
Barbecuesauce	30 g
Gummibärchen	50 g
Getrocknete Aprikosen	40 g
Studentenfutter	38 g
Gezuckerte Cornflakes	37 g
Tomatenketchup	23 g
Eiscreme	21 g
Kakaomilch	20 g
Müsli (variiert nach Sorte)	20 g
Currywurst mit Sauce	15 g
Krautsalat	11 g
Balsamico-Essig	14 g
Erdnussbutter	8 g

Die zweite Tabelle führt den Zuckergehalt in (z. T. handelsüblichen) Portionsgrößen an:

Ananas aus der Dose 570 g	*88 g*
Rotkohl im Glas 700 g	77 g
Vollmilchschokolade 1 Tafel à 100 g	60 g
Fruchtbuttermilch 1 Becher (500 g)	51,5 g
Apfelsaft 1 Glas (250 ml) je nach Sorte	25–30 g
Mars 1 Riegel (51 g)	32 g
Bitterschokolade (70 % Kakao) 1 Tafel à 100 g	28 g
Coca Cola 1 Glas (250 ml)	27 g
Tomatensauce im Glas 400 g	25 g
Fruchtjoghurt (variiert je nach Marke) 1 Becher à 150 g	20–24 g

Fanta 1 Glas (250 ml)	23 g
Fertigpizza 330 g	19 g
Früchtemüsli 1 Portion à 40 g	14 g
Fruchtzwerge 1 Becher (50 g)	6 g

Die vielen Namen des Zuckers

Anhand der Zutatenliste kann man erkennen, ob ein Produkt Zucker enthält. Wenn man ihn denn als solchen identifizieren kann. Hier ein paar Namen, hinter denen sich Zucker verbirgt:
Grob gesagt, ist alles, was auf **„-ose"** oder **„-sirup"** endet, was **„süß"** oder **„-dextrin"** im Namen trägt, eine Form von Zucker:

» Dextrose / Glukose (Traubenzucker)
» Fruktose (Fruchtzucker)
» Laktose (Milchzucker)
» Maltose (Malzzucker)

» Saccharose (Haushaltszucker)
» Karamellsirup
» Stärkesirup
» Dextrin / Maltodextrin / Weizendextrin (Zucker-Stärke-Gemisch)
» Süßmolke- oder Magermilchpulver
» Gerstenmalz oder Gerstenmalzextra

Oder zuckerhaltige Lebensmittel wie:
» Agavendicksaft
» Apfelfruchtsüße
» Fruchtkonzentrat
» Honig
» Traubenfruchtsüße
» Traubenmostkonzentrat

Rezeptverzeichnis